项目支持：四川省科技计划项目（重点研发项目）
"新型冠状病毒灭活疫苗免疫持久性及加强免疫效果评价"
（项目编号：2021YFS0405）

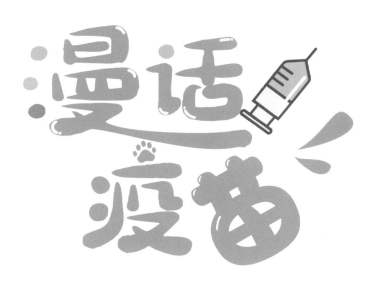

主 编　漆 琪 刘 宇 周 倩

U0222182

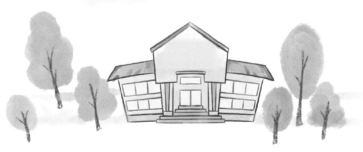

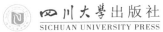

四川大学出版社
SICHUAN UNIVERSITY PRESS

图书在版编目（CIP）数据

漫话疫苗 / 漆琪，刘宇，周倩主编 . — 成都 ： 四川大学出版社，2023.11

ISBN 978-7-5690-6494-0

Ⅰ . ①漫… Ⅱ . ①漆… ②刘… ③周… Ⅲ . ①疫苗—普及读物 Ⅳ . ① R979.9-49

中国国家版本馆 CIP 数据核字（2023）第 223401 号

书　　名：漫话疫苗
Manhua Yimiao

主　　编：漆 琪 刘 宇 周 倩

选题策划：周　艳
责任编辑：周　艳
责任校对：倪德君
装帧设计：墨创文化
责任印制：王　炜

出版发行：四川大学出版社有限责任公司
　　　　　地址：成都市一环路南一段 24 号（610065）
　　　　　电话：（028）85408311（发行部）、85400276（总编室）
　　　　　电子邮箱：scupress@vip.163.com
　　　　　网址：https://press.scu.edu.cn
印前制作：成都墨之创文化传播有限公司
印刷装订：四川煤田地质制图印务有限责任公司

成品尺寸：148mm×210mm
印　　张：4
字　　数：43 千字

版　　次：2023 年 11 月 第 1 版
印　　次：2023 年 11 月 第 1 次印刷
定　　价：38.00 元

扫码获取数字资源

四川大学出版社
微信公众号

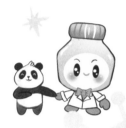

编委会

主　审：吴先萍　周久顺

主　编：漆琪　刘宇　周倩

副主编：马千里　秦涌　王进

编　委（以姓氏笔画为序）：

　　　　马元俊　代欣瑶　包莹　兰杰

　　　　吕佳君　刘力进　刘力铭　刘亿

　　　　刘丽珺　刘青恋　刘家洁　李承洋

　　　　李银乔　杨庆　杨玫　吴佳丽

　　　　张驯　张恺　陈筱纯　郑红茹

　　　　赵家俊　郭杨　梁瑛

绘　画：胤迈医药科技（上海）有限公司

序　言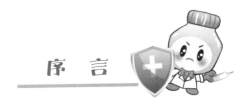

　　个人健康是立身之本，人民健康是立国之基。习近平总书记指出，预防是最经济最有效的健康策略。要坚定不移贯彻预防为主方针，坚持防治结合、联防联控、群防群控，努力为人民群众提供全生命周期的卫生与健康服务。

在与传染病斗争的历史长河里，疫苗居功至伟。我国通过疫苗接种、实施国家免疫规划，已经取得了辉煌的成绩。随着脊髓灰质炎（简称"脊灰"）疫苗的推广使用，我国阻断了本土脊炎病毒的传播，使成千上万孩子避免了肢体残疾，至今维持无脊灰状态。普及新生儿乙型病毒性肝炎（简称"乙肝"）疫苗接种后，我国5岁以下儿童乙肝病毒携带率已从1992年的9.75%降至2014年的0.32%。20世纪中期，我国麻疹年发病人数曾高达900多万，2022年，发病人数已不到1000例。普及儿童计划免疫前，白喉每年可导致数以十万计儿童发病，而2007—2019年，全国无白喉病例报告。20世纪60年代，我国流行性脑脊髓膜炎（简称"流脑"）年发病人数最高曾达304万例，至2022年，发病人数已低于100例。流行性乙型脑炎（简称"乙脑"）发病最高年份报告近20万例，至2022年，全国报告发病人数已不到200例。疫苗应用前人群感染甲型病毒性肝炎（简称"甲肝"）病毒较普遍，随着社会经济的发展、卫生条件的改善和疫苗接种的普及，全国甲肝报告发病率已从1991年的55.69/10万下降至2021年的0.85/10万，降幅达到 98.47%。得益于免疫规划工作，我国疾病防控效果显著，许多传染病的发病率降到历史最低点，疫苗如同人类健康的保护神，让千千万万人免受传染病的侵扰。

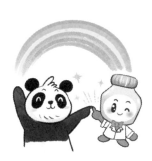

　　席卷全球的新型冠状病毒感染疫情不仅让人们更关注传染病的防控，也让新型冠状病毒疫苗走进了公众的视线，公众对于疫苗接种的关注度与日俱增，疫苗成为近几年最热门的话题之一。但网络上充斥着许多关于疫苗的负面信息，使得"疫苗犹豫"常有发生。所谓"疫苗犹豫"，是指在可获得疫苗接种时，受种者延迟或拒绝疫苗接种，导致免疫规划项目失败。"疫苗犹豫"是制约接种率达到较高水平的重要影响因素，会使已得到控制的疫苗可预防疾病的发病率再次上升，严重影响此类疾病的控制、消除及消灭进程。

　　积极传递正确的疾病防控和疫苗接种知识，是坚定公众疫苗接种信心的重要环节。《漫话疫苗》集科学性、趣味性、创新性、艺术性于一体，利用我国国宝大熊猫的形象，以漫画绘本的形式，向公众提供内容丰富、通俗易懂的疫苗接种知识，有助于公众对疫苗接种知识的了解，提高及时进行疫苗接种的意识，最终提高自身免疫力，达到预防传染病的目的。

健康中国，预防为主。免疫规划工作是我国卫生健康事业中成效最为显著、影响最为广泛的工作之一，对保护国民健康、提高国民人均期望寿命做出了重要贡献。因此，我们要积极接种疫苗，通过一个个小家的努力为国家的"免疫长城"建设做出贡献，共同构筑守护生命的"铜墙铁壁"。

　　最后，希望各位大读者和小读者能够通过《漫话疫苗》了解到您想要知晓的预防接种知识，提高健康水平。

2023年11月

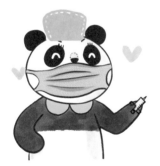

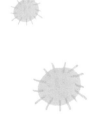

目录

一　远离病原体的"人类之光"　001

二　疫苗——最长情的健康陪伴　015

三　国家免疫规划疫苗儿童免疫程序　027

四　不容忽视的非免疫规划疫苗　043

五　宝宝接种疫苗前需要做的准备　053

六　疫苗接种时和接种后的注意事项　　063

七　接种疫苗后出现发热、局部红肿等症状的处理　075

八　特殊健康状态儿童的疫苗接种　　089

九　成人疫苗接种　　103

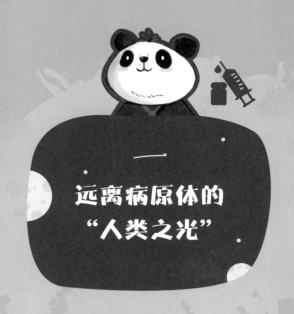

一

远离病原体的
"人类之光"

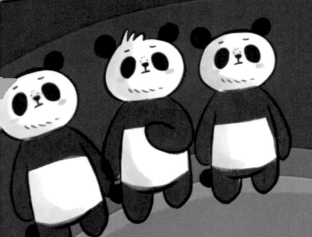

在我们生存的环境中，细菌、病毒等
病原体几乎无处不在
这些病原体数量庞大、种类繁多，
与我们共生、共存。

一部分病原体总想着入侵人体，
在一次次的被入侵与防御中，
人类认识到了多种病原体的"厉害"，
也付出了惨痛的代价……

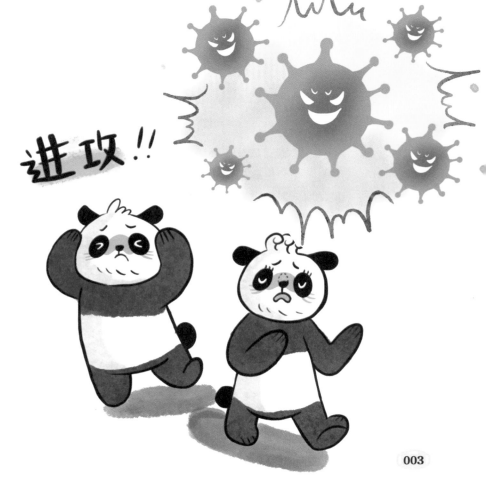

进攻!!

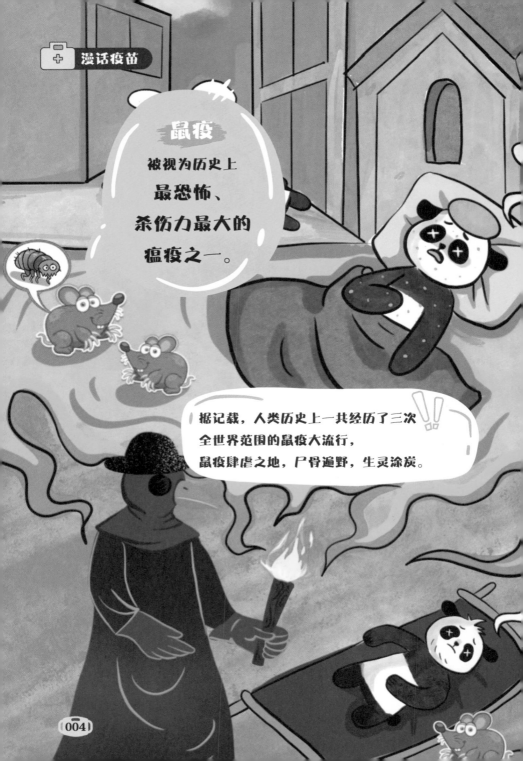

第一次

鼠疫大流行于公元6世纪从地中海地区蔓延，夺去了约1亿人的生命。

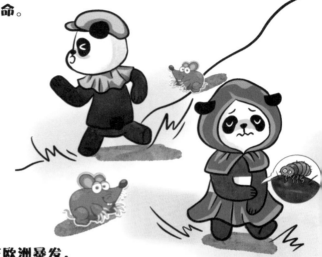

第二次

鼠疫大流行于14世纪，在欧洲暴发，
前后历经300多年，
导致欧洲大陆丧失1/3以上人口。

第三次

鼠疫大流行发生于19世纪，
先后造成了全世界数千万人死亡。

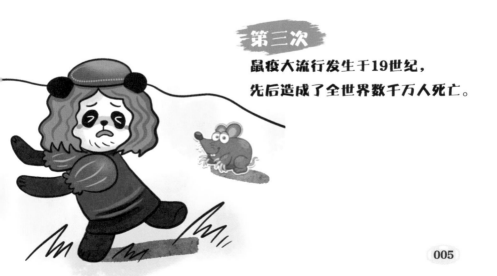

在与瘟疫一次次的搏斗过程中，
免疫思想开始萌发，
近代医学的曙光终于出现。

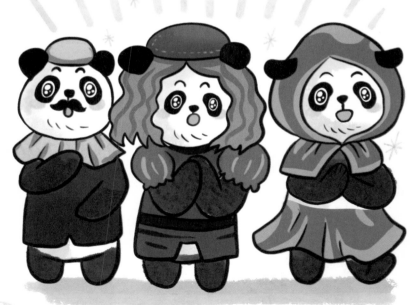

中国的种痘可谓是疫苗接种的前身。

清朝时期，

人痘接种技术被广泛普及用以预防天花，

大大降低了当时天花的死亡率。

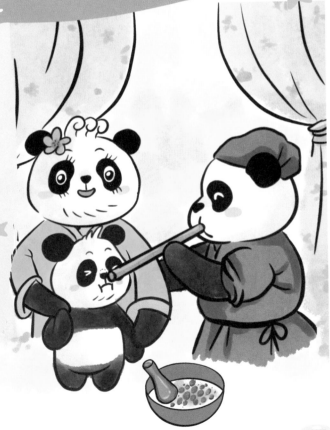

英国医生爱德华·詹纳

发现**牛痘**也可以预防天花，

并且，相较于人痘接种，牛痘接种更加安全。

随后，詹纳将牛痘接种技术反复试验，

用于实践，并不断推广，

至此，**世界上第一支疫苗**

——天花疫苗诞生了！

1980年，世界卫生组织正式宣布

"全世界及其所有人民赢得了

彻底消除天花的胜利"，

这其中，疫苗功不可没。

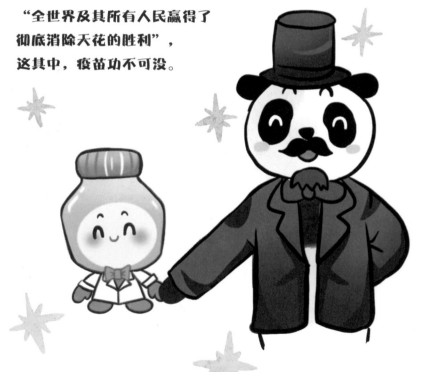

在全世界范围内，通过疫苗接种，
已挽救了无数人的生命。
疫苗接种是预防和控制传染病
最经济有效的手段。

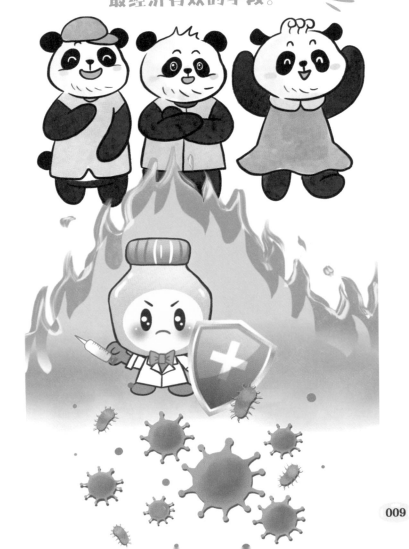

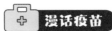

得益于疫苗的普及，
我国消灭了天花，
其他多种传染病也得到了根本控制。

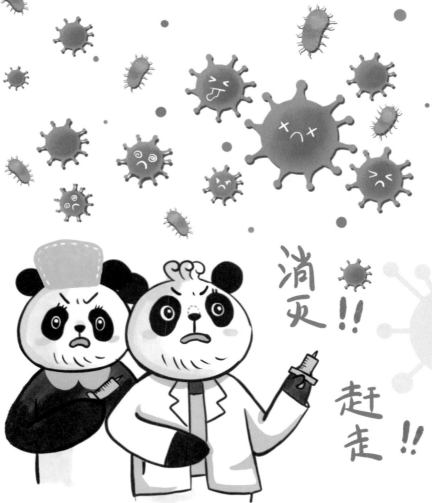

消灭!!

赶走!!

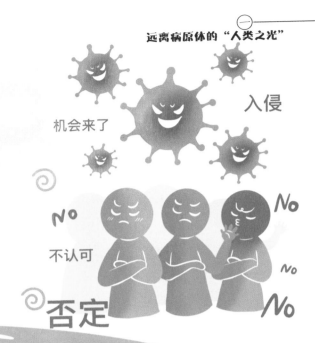

机会来了

入侵

NO

NO

不认可

NO

否定

NO

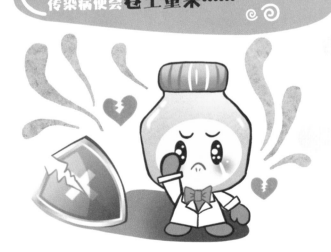

但如果我们和疫苗的友谊小船说翻就翻，那么已经被消灭或得以控制的传染病便会卷土重来……

举个例子：

2000年，美国宣布已在本土消灭了麻疹，但好景不长，声势浩大的"**反疫苗运动**"让很多美国人把守卫健康的疫苗拒之门外。

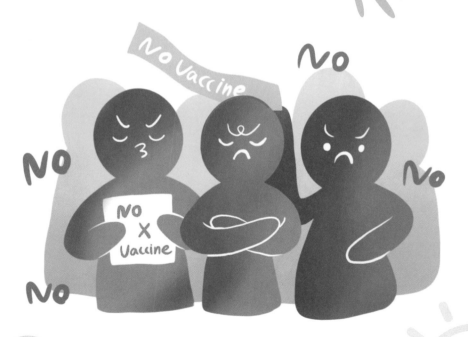

2019年，
美国大面积暴发麻疹疫情，
其中，许多感染者都是未接种疫苗的儿童。

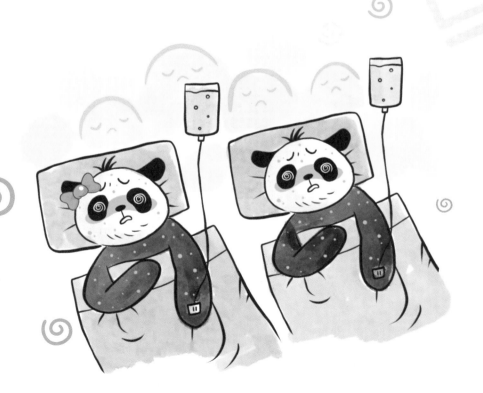

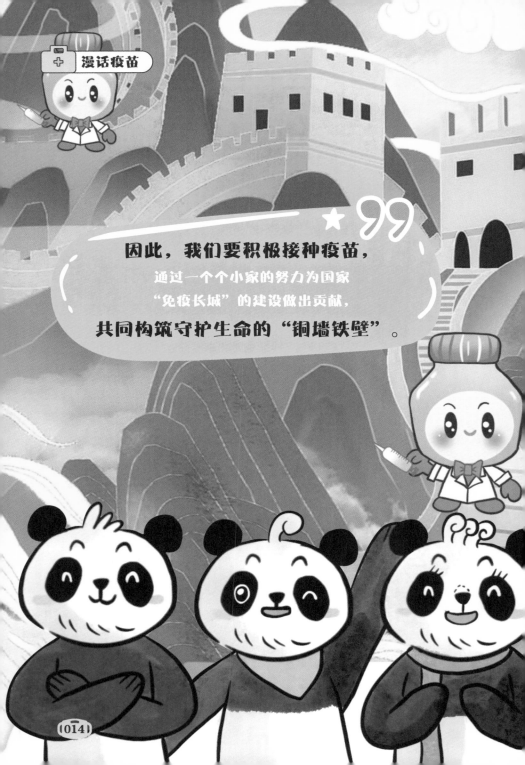

★99

因此，我们要积极接种疫苗，通过一个个小家的努力为国家"免疫长城"的建设做出贡献，共同构筑守护生命的"铜墙铁壁"。

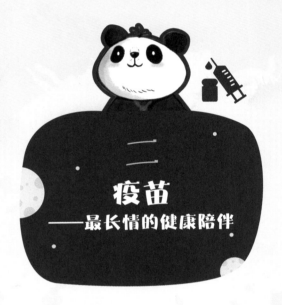

二

疫苗
——最长情的健康陪伴

每个
新生命的诞生
都伴随着全家人的喜悦。

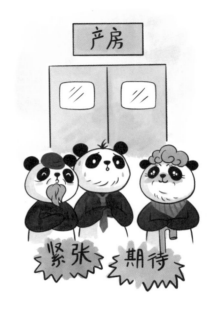

紧张　期待

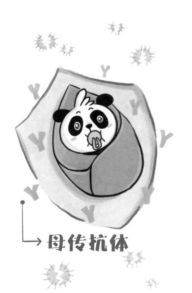

→ **母传抗体**

宝宝出生后，能从母体获得一定**数量的抵抗传染病的抗体。**

但随着宝宝的生长，这种抗体会**逐渐消失**，加之宝宝自身的免疫系统尚未发育成熟，宝宝抵抗传染病的能力会逐渐减弱，从而容易患各种传染病。

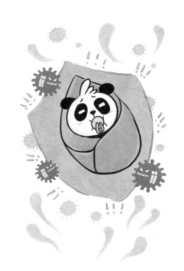

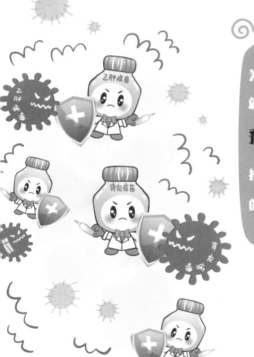

为了提高宝宝抵抗传染病的能力，就需要有计划地给宝宝进行**预防接种**，使宝宝自身产生抵抗力，以预防相应传染病的发生。

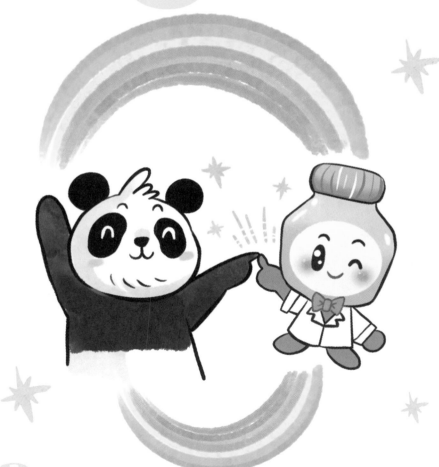

宝宝出生后的健康保护，从某种意义上说是从**接种第一针疫苗**开始的。

从婴幼儿期到学龄前期这段时间，
是宝宝接种疫苗最密集的一个阶段，包括：
常规接种的国家免疫规划疫苗
（义务、免费接种）
和一些常见的非免疫规划疫苗
（知情、自愿、自费接种）。

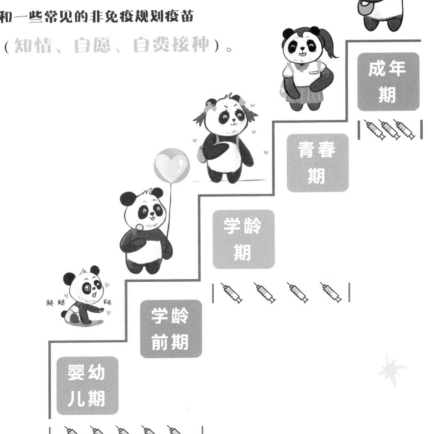

成年期

青春期

学龄期

学龄前期

婴幼儿期

一些疫苗的接种程序也覆盖了学龄期、青春期、成年期，例如，为人熟知的人乳头瘤病毒疫苗（HPV疫苗），目前适合9~45岁女性接种。世界卫生组织提出，接种人乳头瘤病毒疫苗的最佳时机是在女性未发生性行为之前。

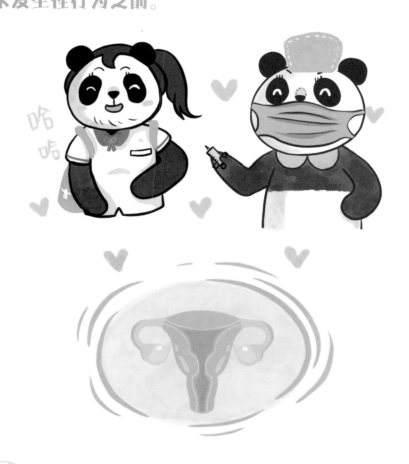

接种疫苗，可不是宝宝一个人的事！

成人也需要接种疫苗来抵御疾病。

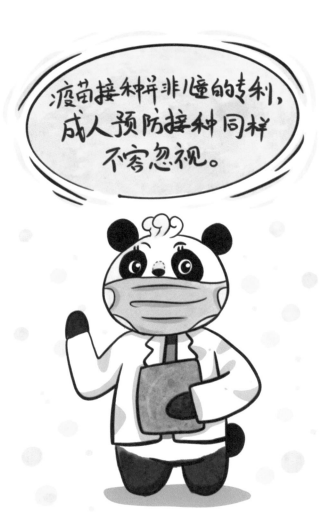

有些疫苗可以为**各个年龄阶段**的人群提供保护。
例如流行性感冒（简称"流感"）疫苗，
由于全人群均对流感病毒易感，因此6月龄
及以上所有年龄段无接种禁忌的人群，
建议最好在当地**流感流行季前**
完成**流感疫苗**的接种。

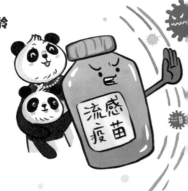

肺炎球菌是引起我国婴幼儿和
老年人发病和死亡的重要病因。
因此，6周龄至5岁的宝宝，
可选择接种**13价肺炎球菌**
多糖结合疫苗。

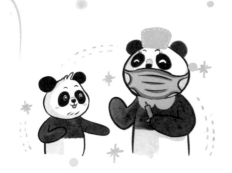

老年人等肺炎球菌感染风险
增加的人群，可选择接种
23价肺炎球菌多糖疫苗。

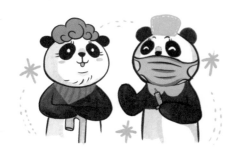

有些疫苗成人接种了不仅能保护自己，

也可以为即将到来的宝宝，

以及尚不能接种疫苗的孩子提供间接保护。

例如，备孕前至少3个月

完成麻腮风疫苗的接种，可以有效预防妈妈和宝宝

感染麻疹、风疹和流行性腮腺炎。

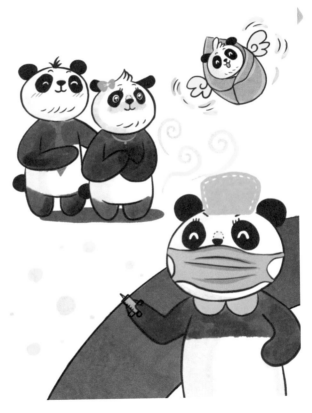

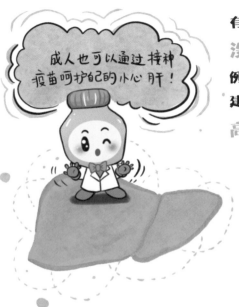

成人也可以通过接种疫苗呵护自己的小心肝！

有些疫苗可能是成人小时候**没接种过或者没接种全的，**例如乙肝疫苗、甲肝疫苗等，建议这部分人群尤其是一些**高风险人群及时补种。**

还有一些成人专属疫苗，例如带状疱疹疫苗，用于**预防"连呼吸都痛"**的带状疱疹。

不怕！我有绝招！

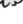

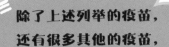

除了上述列举的疫苗，
还有很多其他的疫苗，
它们在我们呱呱坠地到
白发苍苍的各个生命阶段，
提供着健康保护。

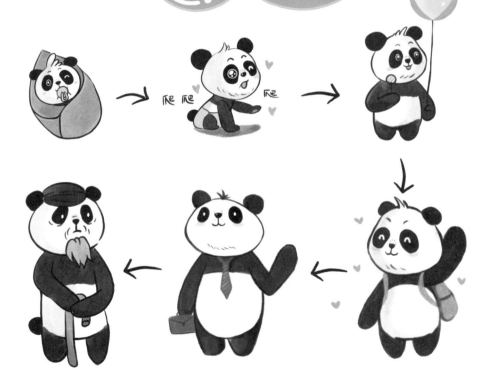

爬 爬 爬

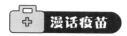

疫苗接种，陪伴一生，

护佑一生。

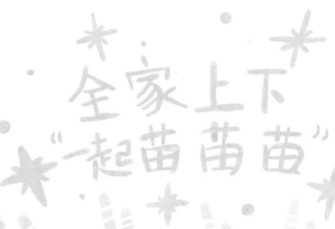

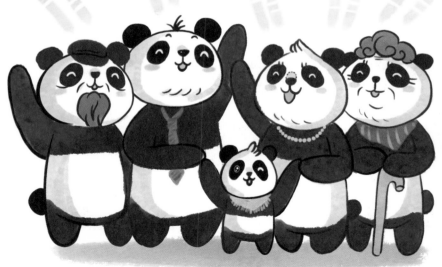

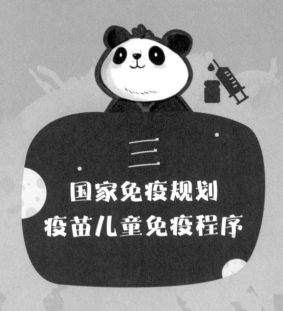

三

国家免疫规划
疫苗儿童免疫程序

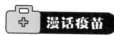 漫话疫苗

免疫规划疫苗，是指居民应当按照政府的规定接种的疫苗。

《中华人民共和国疫苗管理法》

第六条
居住在中国境内的居民，依法享有接种免疫规划疫苗的权利，履行接种免疫规划疫苗的义务。

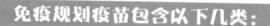

免疫规划疫苗包含以下几类：

免疫规划疫苗

★ 国家免疫规划疫苗
　　儿童常规接种疫苗
　　重点人群接种疫苗

★ 省、自治区、直辖市人民政府在执行国家免疫规划时增加的疫苗

★ 县级以上人民政府或者其卫生健康主管部门组织的应急接种或者群体性预防接种所使用的疫苗

家长应当**依法**保证适龄儿童按时接种**免疫规划疫苗**。

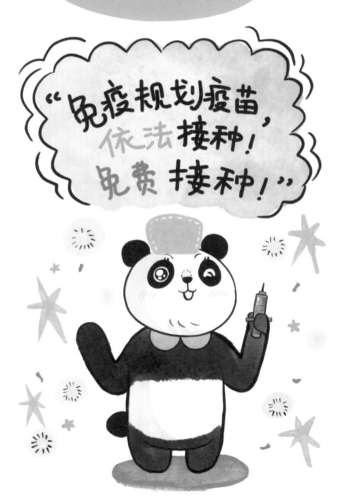

四川省现有**11种**儿童常规接种的国家免疫规划疫苗，可预防包括乙肝、结核病、脊灰在内的**12种**传染病。

疫苗种类	可预防疾病
乙肝疫苗	乙肝
卡介苗	结核病（主要指结核性脑膜炎、粟粒性肺结核等）
脊灰灭活疫苗	脊灰
脊灰减毒活疫苗	
百白破疫苗	百日咳、白喉、破伤风
白破疫苗	
麻腮风疫苗	麻疹、风疹、流行性腮腺炎
乙脑减毒活疫苗	乙脑
A群流脑多糖疫苗	流脑
A群C群流脑多糖疫苗	
甲肝减毒活疫苗	甲肝

不同的疫苗，有不同的免疫程序。
免疫程序的制定需综合考虑疾病流行情况、
疫苗的生物学特性和免疫效果、
实施条件等多方面因素，
对接种疫苗的种类、剂次、起始月龄、
接种间隔及有关要求做出具体规定。

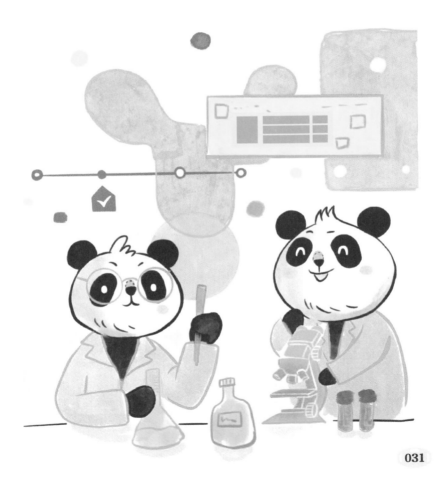

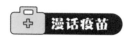
四川省目前涉及的国家免疫规划疫苗儿童免疫程序如下：

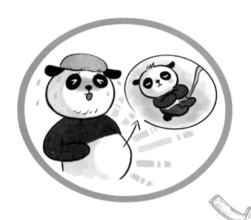

出生时

| 乙肝疫苗 | 第1剂 |
| 卡介苗 | 第1剂 |

1月龄

| 乙肝疫苗 | 第2剂 |

2月龄

| 脊灰灭活疫苗 | 第1剂 |

3月龄

| 脊灰灭活疫苗 | 第2剂 |
| 百白破疫苗 | 第1剂 |

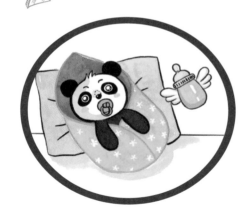

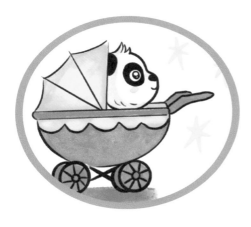

4月龄

脊灰减毒活疫苗　　　第3剂
百白破疫苗　　　第2剂

5月龄

百白破疫苗　　　第3剂

6月龄

乙肝疫苗　　　第3剂
A群流脑多糖疫苗　第1剂

8月龄

麻腮风疫苗　　　第1剂
乙脑减毒活疫苗　　第1剂

9月龄

A群流脑多糖疫苗　第2剂

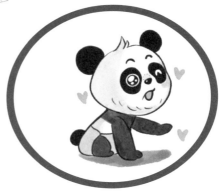

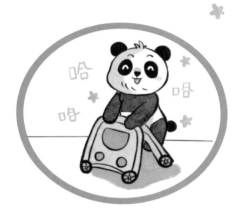

18月龄

百白破疫苗	第4剂
麻腮风疫苗	第2剂
甲肝减毒活疫苗	第1剂

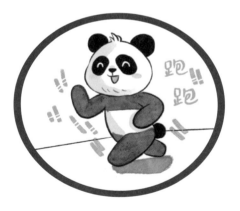

2周岁

| 乙脑减毒活疫苗 | 第2剂 |

3周岁

| A群C群流脑多糖疫苗 | 第1剂 |

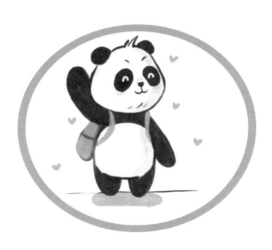

 4周岁

脊灰减毒活疫苗　　　第4剂

6周岁

白破疫苗　　　　　第1剂

A群C群流脑多糖疫苗　第2剂

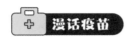
免疫程序上所列的各疫苗剂次的接种时间
是指可以接种该剂次疫苗的**最小年龄**，
为了获得疫苗的最好保护效果，
宝宝**不能提前接种疫苗**。

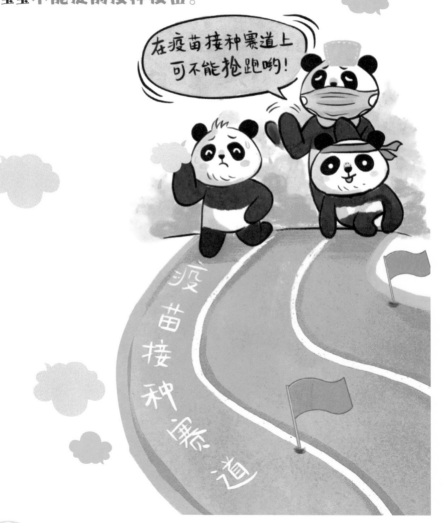

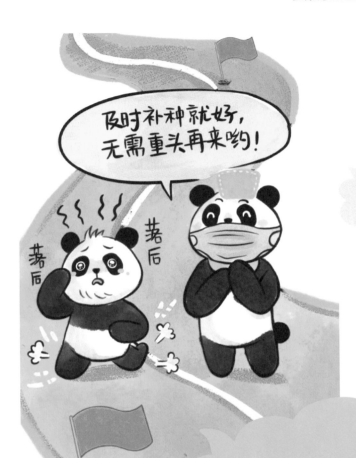

若因故错过了接种时间，家长应尽早带宝宝进行补种，只需补种未完成的剂次即可，无需重新开始全程接种。

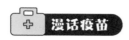
值得注意的是，
现阶段的国家免疫规划疫苗均可按照
免疫程序或补种原则同时接种。

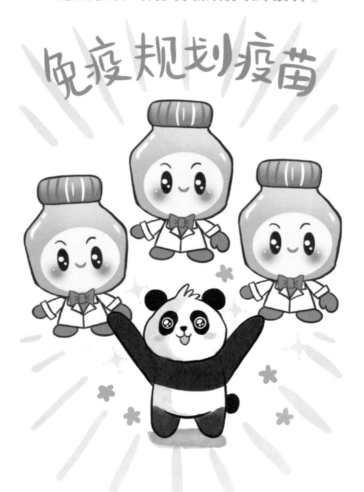

两种及以上注射类减毒活疫苗可在不同部位同时接种。

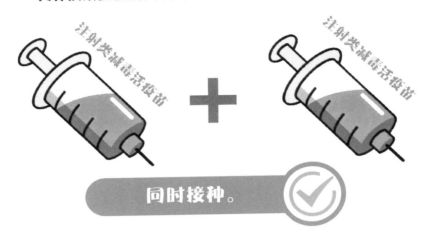

同时接种。

若未同时接种，接种间隔应不少于28天。

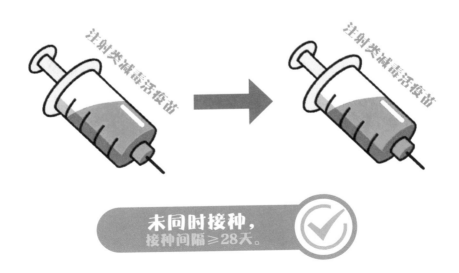

未同时接种，
接种间隔≥28天。

国家免疫规划使用的灭活疫苗和
口服类减毒活疫苗，
如果与其他灭活疫苗、
注射类或口服类减毒活疫苗未同时
接种，对接种间隔不做限制。

国家免疫规划疫苗

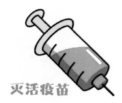

灭活疫苗

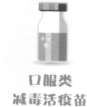

口服类
减毒活疫苗

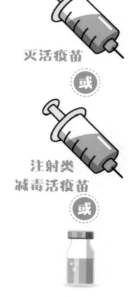

灭活疫苗

或

注射类
减毒活疫苗

或

口服类
减毒活疫苗

同时接种。

国家免疫规划疫苗

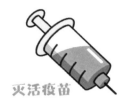

灭活疫苗

口服类
减毒活疫苗

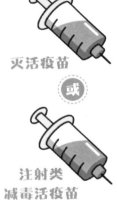

灭活疫苗

注射类
减毒活疫苗

口服类
减毒活疫苗

未同时接种，
间隔时间不做限制。

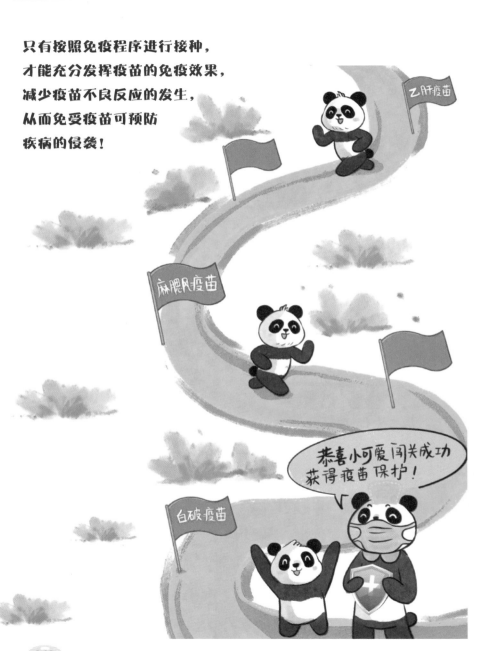

漫话疫苗

只有按照免疫程序进行接种，
才能充分发挥疫苗的免疫效果，
减少疫苗不良反应的发生，
从而免受疫苗可预防
疾病的侵袭！

乙肝疫苗

麻腮风疫苗

恭喜小可爱闯关成功
获得疫苗保护！

白破疫苗

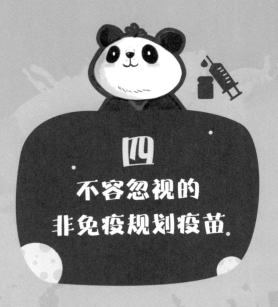

四

不容忽视的
非免疫规划疫苗

根据《中华人民共和国疫苗管理法》，
我国疫苗可分为**免疫规划疫苗**
和**非免疫规划疫苗**。

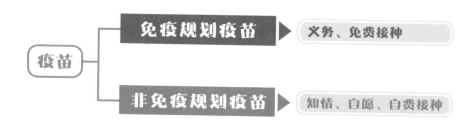

疫苗
- **免疫规划疫苗** ▶ 义务、免费接种
- **非免疫规划疫苗** ▶ 知情、自愿、自费接种

非免疫规划疫苗，是指由居民知情、
自愿、自费接种的其他疫苗。

非免疫规划疫苗是

免疫规划疫苗的重要补充，

可以为健康建立更多道
免疫防线。

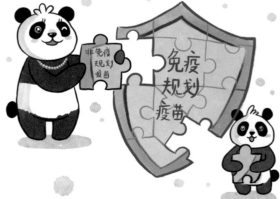

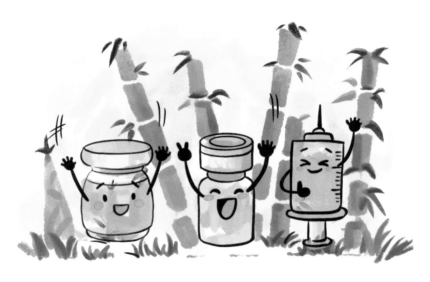

近年来，许多疫苗品种陆续上市，

非免疫规划疫苗如同雨后春笋一般，

种类、数量繁多！

哇

哇

哇

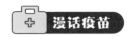

常见的非免疫规划疫苗

非免疫规划疫苗种类	可预防疾病
13价肺炎球菌多糖结合疫苗	13种血清型肺炎球菌引起的感染性疾病
23价肺炎球菌多糖疫苗	23种血清型肺炎球菌引起的感染性疾病
ACYW135群脑膜炎球菌多糖疫苗	A群、C群、Y群和W135群脑膜炎球菌引起的流脑
ACYW135群脑膜炎球菌多糖结合疫苗	
A群C群脑膜炎球菌多糖结合疫苗	A群、C群脑膜炎球菌引起的流脑
b型流感嗜血杆菌结合疫苗	b型流感嗜血杆菌引起的侵袭性疾病
肠道病毒71型灭活疫苗	肠道病毒71型感染所致的手足口病
带状疱疹疫苗	带状疱疹
霍乱疫苗	霍乱和产毒性大肠杆菌旅行者腹泻
口服轮状病毒活疫苗	婴幼儿A群轮状病毒引起的腹泻
口服五价重配轮状病毒减毒活疫苗	血清型G1、G2、G3、G4、G9轮状病毒导致的婴幼儿轮状病毒性胃肠炎
流感疫苗	流感
人乳头瘤病毒疫苗	宫颈癌、CIN 1级、CIN 2/3级、AIS等感染性疾病
人用狂犬病疫苗	狂犬病
水痘疫苗	水痘
无细胞百白破b型流感嗜血杆菌联合疫苗	百日咳、白喉、破伤风和b型流感嗜血杆菌引起的侵袭性疾病
戊肝疫苗	戊肝
吸附无细胞百白破灭活脊灰和b型流感嗜血杆菌（结合）联合疫苗	百日咳、白喉、破伤风、脊灰，以及b型流感嗜血杆菌引起的侵袭性疾病

......
注：CIN，宫颈上皮内瘤变；AIS，原位腺癌；戊肝，戊型病毒性肝炎。

　　表格中所列的13价肺炎球菌多糖结合疫苗、23价肺炎球菌多糖疫苗、无细胞百白破b型流感嗜血杆菌联合疫苗、吸附无细胞百白破灭活脊灰和b型流感嗜血杆菌（结合）联合疫苗等疫苗均属于联合疫苗。联合疫苗，是指将同一种病原微生物不同亚型或不同病原微生物抗原成分采用特殊工艺制备而成的混合制剂，包括多价疫苗和多联疫苗。

　　打一种联合疫苗便可预防多种不同疾病或由同一生物体的不同种或不同血清型引起的疾病，就像吃一根多种竹笋组合的串串。

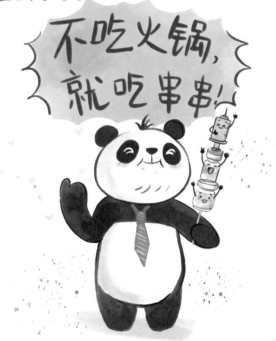

不吃火锅，就吃串串！

在呼吸道传染病高发季节，接种流感疫苗、
肺炎球菌疫苗能让孩子和老年人等高危人群少受罪！

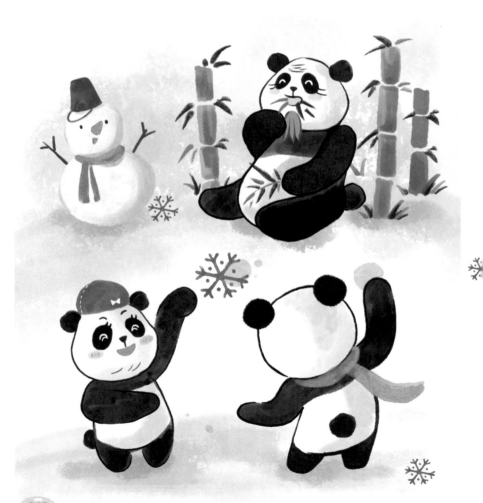

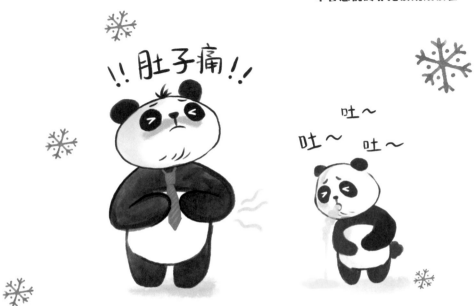

主要**经消化道途径传播**的传染病，如肠道病毒71型
所致的手足口病、轮状病毒性胃肠炎、戊肝、霍乱，分别
可以通过接种肠道病毒71型灭活疫苗、口服轮状病毒疫苗、
戊肝疫苗、霍乱疫苗预防。

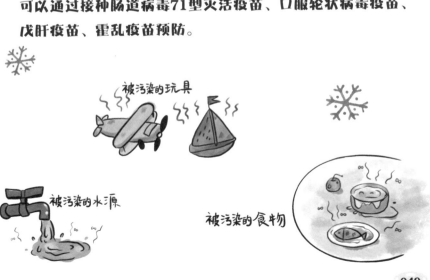

被污染的玩具

被污染的水源

被污染的食物

带状疱疹和水痘的"罪魁祸首"
都是水痘-带状疱疹病毒，
只是在不同时期，表现为不同的疾病。

KO

始终战"痘"在一起的
水痘疫苗和带状疱疹疫苗
一直守护着我们。

宫颈癌的主要致病原因是高危型
人乳头瘤病毒持续感染，
世界卫生组织提出，接种
人乳头瘤病毒疫苗
是消除宫颈癌的
有效措施之一。

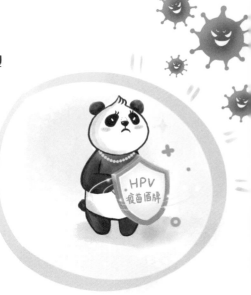

随着疫苗研发的不断推进，

非免疫规划疫苗家族的成员会越来越多，

可以预防的疾病范围也会越来越广。

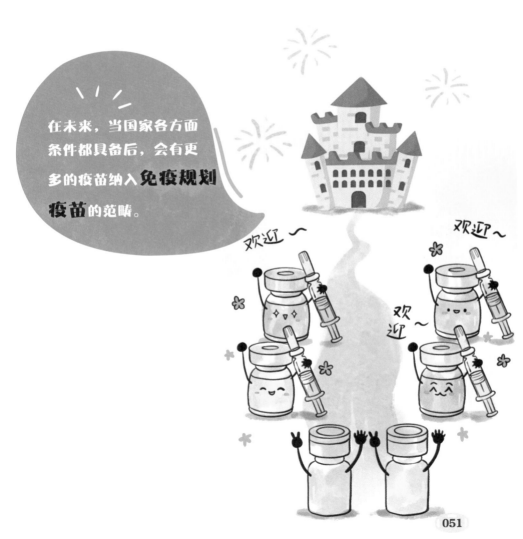

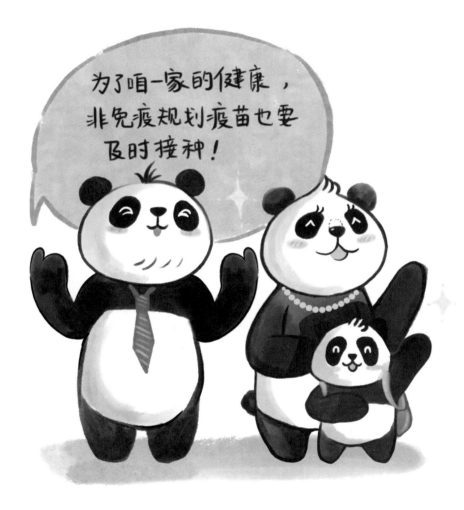

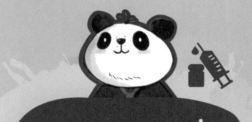

五

宝宝接种疫苗前
需要做的准备

宝宝的每一次疫苗接种
都如同一场闯关之旅。

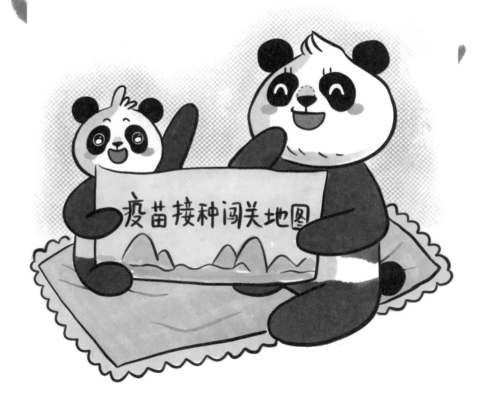

疫苗接种闯关地图

萌娃勇闯关的第一步便是在接种前做好充分的准备，那么具体需要做些什么呢？

去哪里打疫苗？

需要带什么？

有哪些注意事项？

首先要提醒大家，
疫苗接种点基本都在
社区卫生服务中心、
乡镇卫生院，
或其他已经取得资质认证的接种单位。

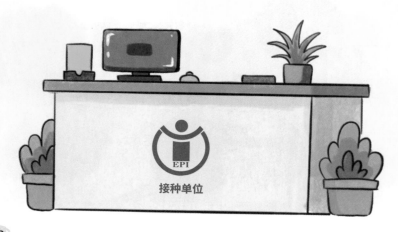

接种单位

接种前，家长可以了解一下疫苗可预防疾病的种类、
疫苗的适用年龄、接种禁忌等；
知晓当地接种单位的预约方式、
工作时间及接种流程等信息。

学 习

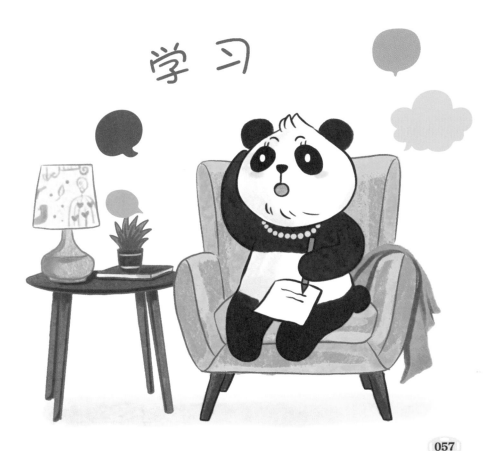

接种前要充分了解宝宝的身体状况，
如果出现**发热**、**腹泻**、**呕吐**等情况，
或处在**慢性病的急性发作期**，
就先在家歇歇，别急着去接种了。

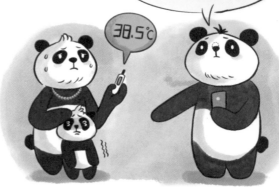

我这就给接种单位打电话，今天小宝就不去打预防针了。

38.5℃

这个小绿本，可不能忘记了！

宝宝接种时一定要**带上预防接种证。**

接种前家长
最好给宝宝洗一次澡，
换上干净、宽松的衣服，
方便暴露接种部位，
便于接种医生操作。

太紧啦!!

卡住

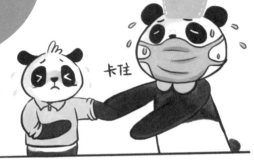

到底是饿晕
的，还是晕针，
傻傻分不清楚。

晕
晕
晕
晕
晕

疲劳或空腹状态
不宜进行接种。

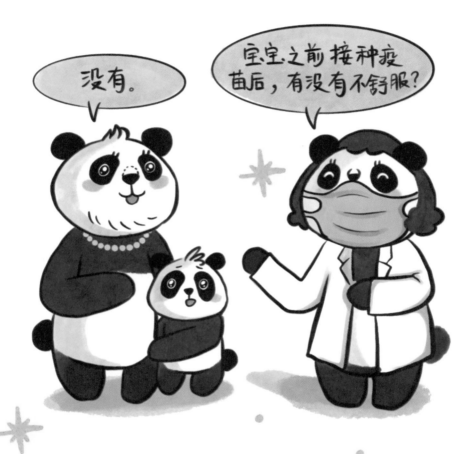

在预检分诊处家长要如实告知
预检医生宝宝的健康状况，
并告知既往接种疫苗后
是否出现过不适或过敏等情况。

认认真真

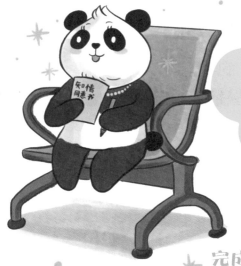

家长要认真阅读
《知情同意书》并签字，
清楚地知道本次带宝宝
接种疫苗的相关内容。

完成上述步骤后，
就可以排队等候接种了。

宝宝不哭

乖乖不怕

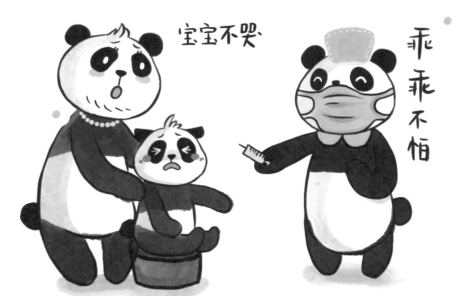

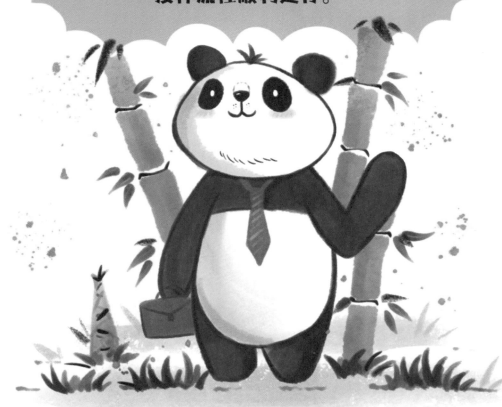

只有在接种前
做好充足的准备，
才能确保后续的
接种流程顺利进行。

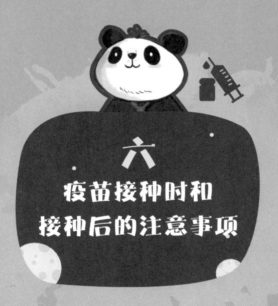

六

疫苗接种时和
接种后的注意事项

每个宝宝都需进行疫苗接种，
但接种疫苗不只是两三秒打个针那么简单。

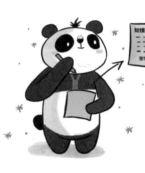

在完成了健康询问、知情告知、
家长签署《知情同意书》等环节后，
宝宝终于开始排队候种了。

接种门诊里，宝宝的哭声此起彼伏，
自家的宝宝特别容易被"传染"。

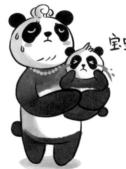

宝宝不哭

哇哇哇……
哇哇哇……
哇哇哇……
嘤嘤嘤……

哇哇哇……
哇哇哇……
嘤嘤嘤……
哇哇哇……
嘤嘤嘤……

来～

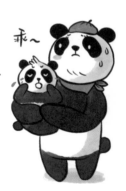

有些宝宝会有"**医生恐惧症**"，
通常表现为一看到穿白大褂的医生就紧张，
或者一见到又尖又亮的针头就害怕。

接种室

嘤嘤嘤……
我就是个宝宝！
我害怕！

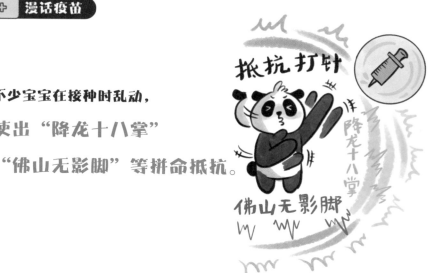

不少宝宝在接种时乱动，

使出"降龙十八掌"

"佛山无影脚"等拼命抵抗。

因此，家长要配合医生做好宝宝的安抚工作，保证接种顺利实施。

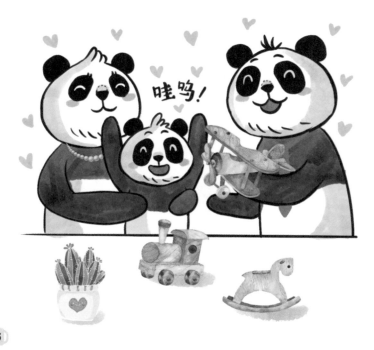

如果宝宝睡着了，一定要在接种前叫醒他，

避免针头突然刺入皮肤带来的疼痛感
使熟睡的宝宝受到惊吓。
同时，宝宝在清醒时，
也便于大人观察其精神状态和身体状况。

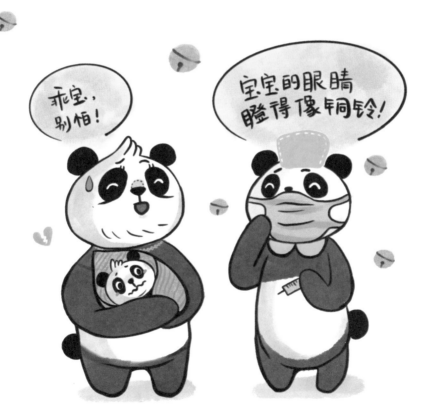

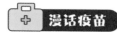

稍大一点的宝宝接种时，
正确的抱娃姿势也少不了。

以接种部位为左上臂为例

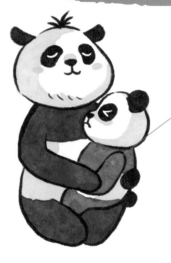

接种部位

宝宝坐在家长的左腿上，
家长用双腿夹住宝宝的双腿。

家长将宝宝的右臂环绕在
自己身后，用自己的左臂
环抱宝宝，并让宝宝的头
部靠在自己的左肩。

充分暴露宝宝左上臂的接种
部位后，家长用右手固定住
宝宝的左手肘部。

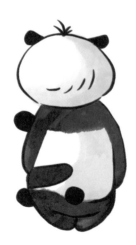

以接种部位为左大腿为例

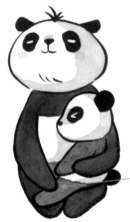

宝宝平坐在家长双腿上，
充分暴露出大腿外侧的接种部位。

➤ 接种部位

家长将宝宝的右臂环绕在
自己身后，让宝宝的头部
靠在自己的左肩。

家长用左手固定住宝宝的左臂，
用右手固定住宝宝的膝盖。

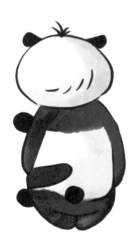

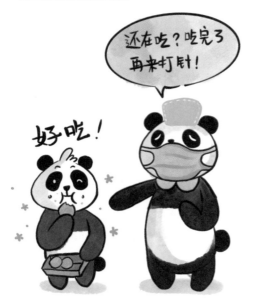

虽然**接种时要避免空腹**，但在接种过程中**不要让宝宝吃奶或者嘴含食物**，以免宝宝哭闹时，出现呛咳等意外。

值得注意的是，**口服脊灰减毒活疫苗、轮状病毒减毒活疫苗的前后半小时不要吃奶或其他食物，以免影响疫苗的活性。**

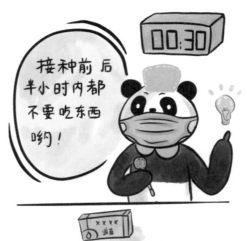

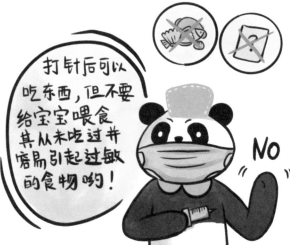

接种完注射类疫苗后，**不需要禁饮禁食。**

打针后可以吃东西，但不要给宝宝喂食其从未吃过并容易引起过敏的食物哟！

NO

接种后，
不能立即离开接种单位，
还需要留观30分钟，
确认宝宝无不适反应后
再离开。

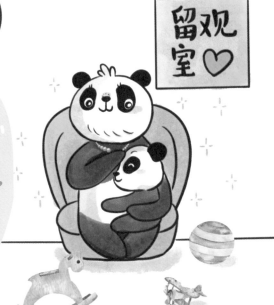

留观室 ♡

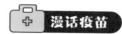

回家以后**保持接种部位的清洁，**避免搔抓和按压，以防感染。

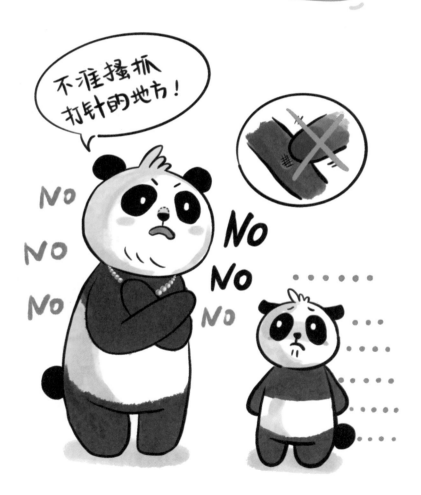

同时，家长要注意观察
宝宝的身体状况
让宝宝多喝水，多休息，
避免着凉。

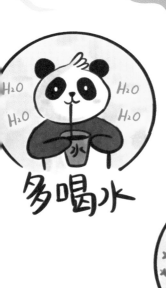

多喝水

多休息

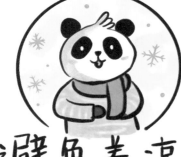

避免着凉

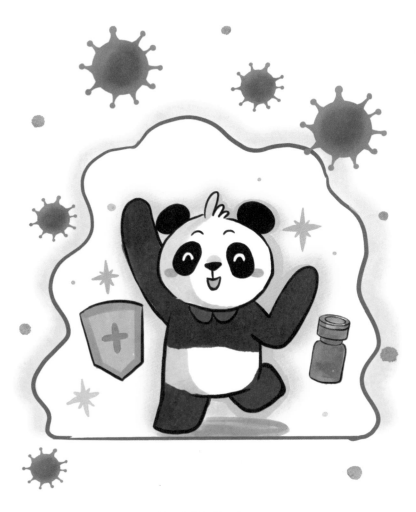

及时接种疫苗，
构筑健康屏障！

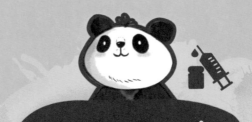

七

接种疫苗后
出现发热、局部红肿等
症状的处理

由于疫苗的**生物学特性**和**个体差异**，

极少数人在接种后会发生**不良反应**。

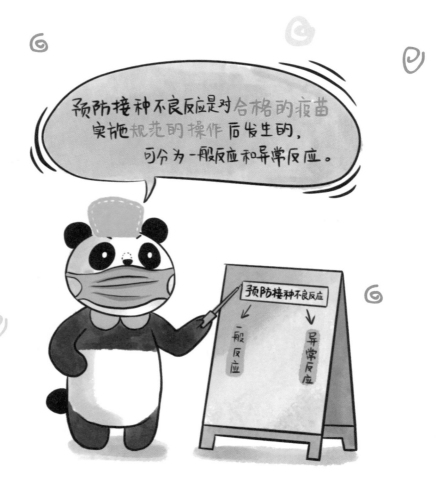

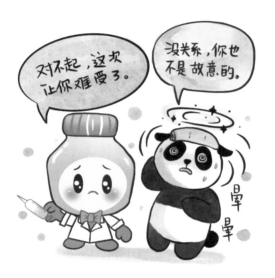

一般反应是预防接种后最常见的不良反应，通常为一过性的，可分为局部反应和全身反应。

局部反应通常表现为接种疫苗后，在接种部位出现疼痛、红肿浸润、硬结等炎性反应。

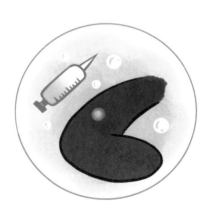

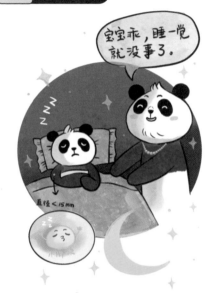

轻微的红肿、硬结
（直径＜15mm）

**一般不需任何处理，
经过适当休息，就可自行消退。**

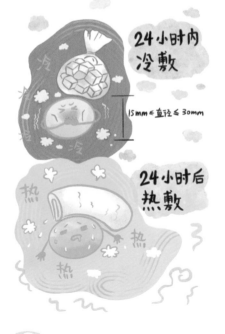

若是较大的红肿、硬结
（直径15~30mm），

24小时内进行冷敷，

减少组织充血，消炎去痛；

24小时后进行热敷，

促进血液循环，消炎消肿。

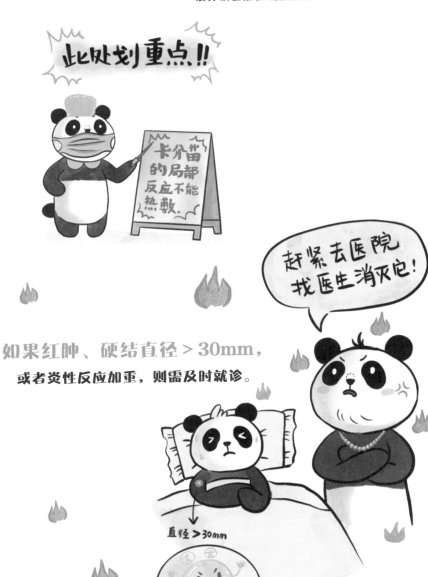

如果红肿、硬结直径 > 30mm，
或者炎性反应加重，则需及时就诊。

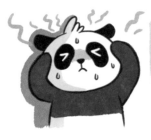

全身反应通常表现为发热、
头痛、头晕、乏力、腹泻、
食欲不振等综合症状。
一般不需任何特殊处理，
加强观察，适当休息即可。

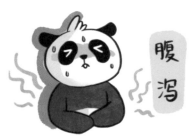

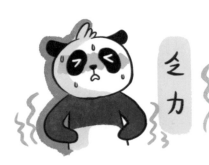

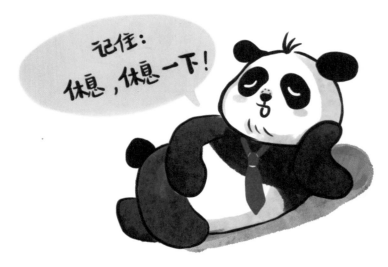

若宝宝发热≤37.5℃，

可采用物理方法降温，多喝水，多休息，

一般24~48小时后便会自行缓解。

若宝宝发热>37.5℃，

或≤37.5℃但伴有其他全身症状、

异常哭闹等情况，

需及时带宝宝到医院诊治。

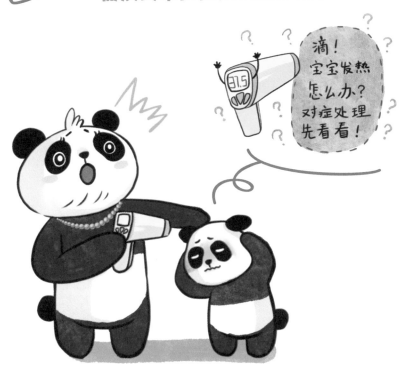

滴！
宝宝发热
怎么办？
对症处理
先看看！

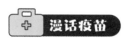

有些宝宝接种完疫苗后会发生胃肠道反应，
家长可根据症状进行对症处理。

恶心、呕吐者可服用维生素B6，
腹痛者可服用颠茄片。

如果症状持续无缓解，就需及时就诊。

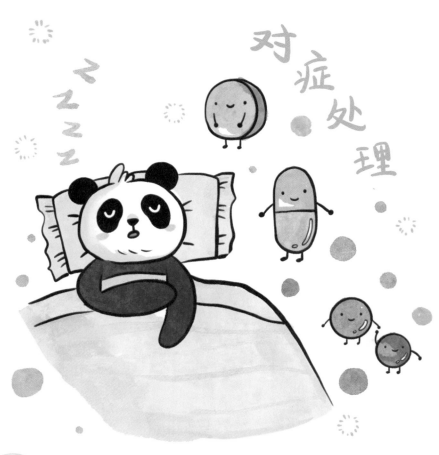

对症处理

说完一般反应，再来说说异常反应。

异常反应相比一般反应，临床表现较重，

如出现过敏性皮疹、血管性水肿 、热性惊厥、

过敏性紫癜，甚至极罕见的过敏性休克等。

其发生后可能会造成受种者机体组织器官、

功能损害，但异常反应发生率极低。

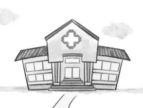

恭喜你痊愈出院！

当发生异常反应时，
需要及时前往正规的医院
进行临床处理，绝大多数
异常反应经治疗后
不会遗留永久性损害。

哈哈！

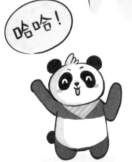

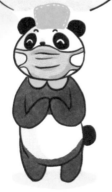

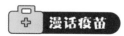

为了避免异常反应的发生，

接种前一定要**如实告知接种医生受种者的健康状况。**

接种后留观30分钟也至关重要，

因为严重异常反应多在接种后30分钟内发生，

一旦受种者在留观期出现异常，

接种单位可快速有效处理，保证接种安全。

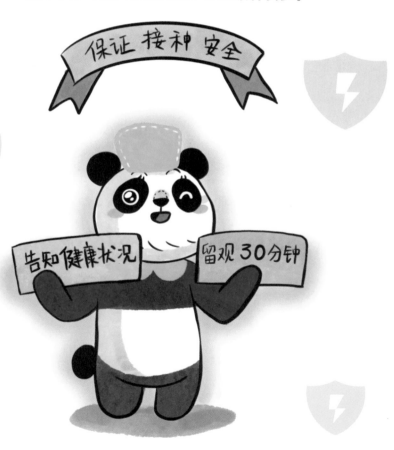

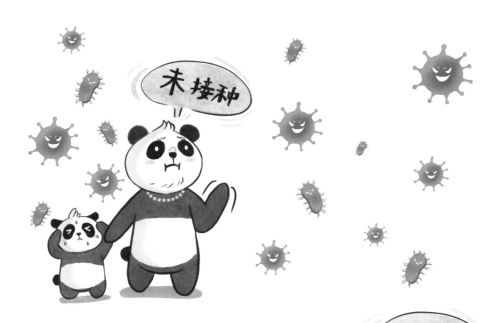

讲了这么多，
家长可不要被劝退，
拒绝给孩子接种疫苗哟！
因为接种疫苗后出现不良反应的
风险远远小于拒绝接种疫苗而造
成的传染病感染风险。

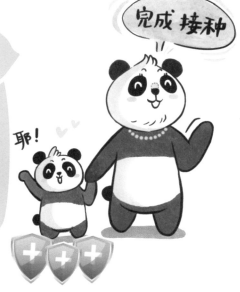

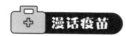
我国也出台了相关法律法规和规章
制度对疫苗研发、疫苗生产、
疫苗流通和疫苗接种等
各个环节进行了规范监管，
以此保证疫苗的安全性和有效性。

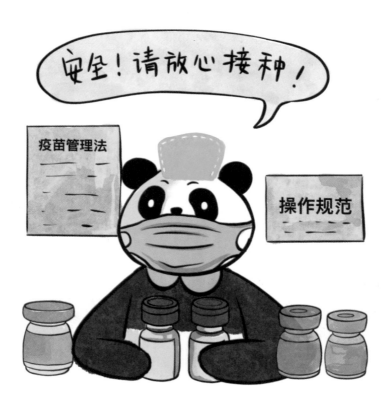

防病道路千万条，

接种疫苗第一条！

积极接种疫苗，

让宝宝拥有一个健康的未来。

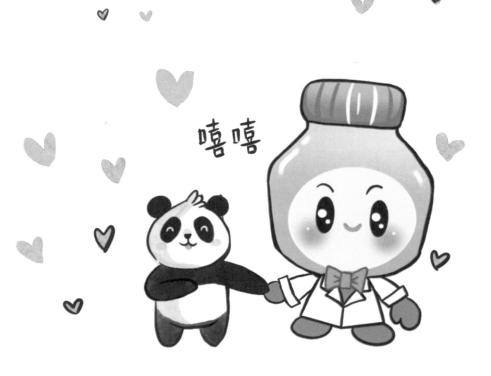

嘻嘻

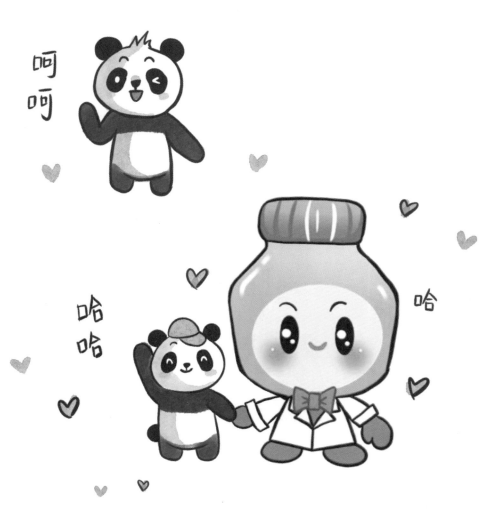

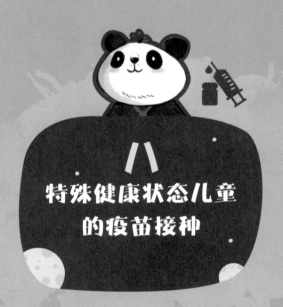

八

特殊健康状态儿童
的疫苗接种

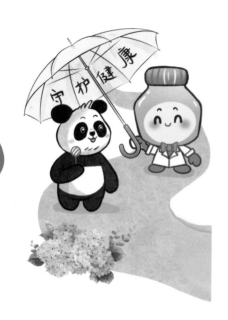

了解疫苗的接种禁忌是保障接种安全的重要措施之一。

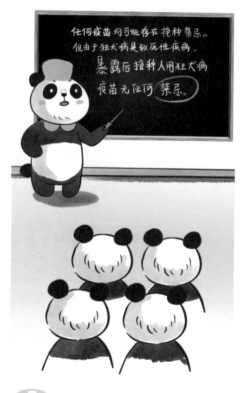

任何疫苗均可能存在接种禁忌。但由于狂犬病是致死性疾病，暴露后接种人用狂犬病疫苗无任何禁忌。

疫苗接种禁忌是指：

当个体存在某种疾病或处于某种特殊健康状态时不能或暂时不能接种疫苗。

当存在某种接种禁忌时，
是不适合接种相应疫苗或者
需要推迟接种该疫苗。
每一种疫苗的说明书
均会列举出接种该疫苗的禁忌。

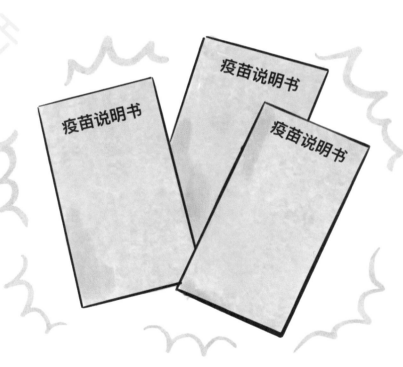

通常的疫苗接种禁忌

1 对疫苗的活性成分、任何一种非活性成分、生产工艺中使用的物质过敏者，或以前接种同类疫苗时出现过敏者。

2 既往发生过疫苗严重过敏反应者（如急性过敏反应、血管神经性水肿、呼吸困难等）。

3 正在发热者，或患急性病者，或慢性病急性发作期者，或未控制的严重慢性病者。

（具体以疫苗说明书为准）

根据《国家免疫规划疫苗儿童免疫程序及说明（2021年版）》，对于一些常见的特殊健康状态儿童，有如下接种建议。

一是早产儿（胎龄小于37周）和/或

低出生体重儿（出生体重小于2500g）。

如果医学评估显示其身体状况稳定

并且处于持续恢复状态，

可按照出生后实际月龄接种疫苗。

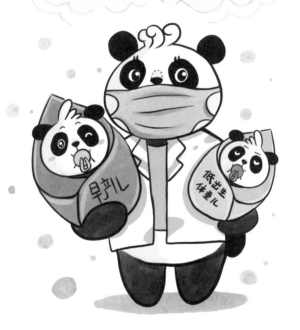

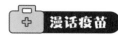

但早产儿需特别注意**卡介苗**的接种！

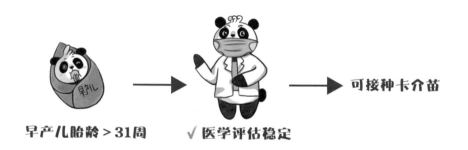

早产儿胎龄＞31周　　√ 医学评估稳定　　→　可接种卡介苗

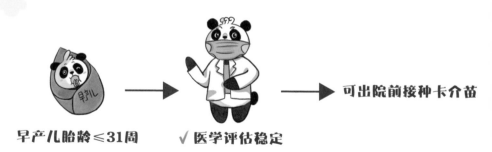

早产儿胎龄≤31周　　√ 医学评估稳定　　→　可出院前接种卡介苗

二是"过敏性体质"的宝宝。

单纯的对花粉或者海鲜等
食物过敏并不是疫苗接种禁忌。

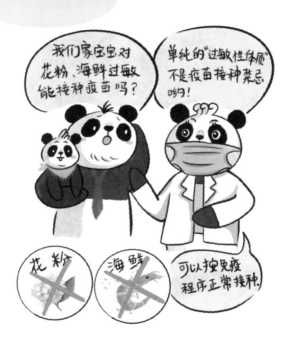

我们家宝宝对花粉、海鲜过敏能接种疫苗吗？

单纯的"过敏性体质"不是疫苗接种禁忌哟！

花粉

海鲜

可以按免疫程序正常接种。

但对已知疫苗成分严重过敏或既往因接种疫苗
发生喉头水肿、过敏性休克及其他全身性严重过敏反应者，
禁忌继续接种同种疫苗。

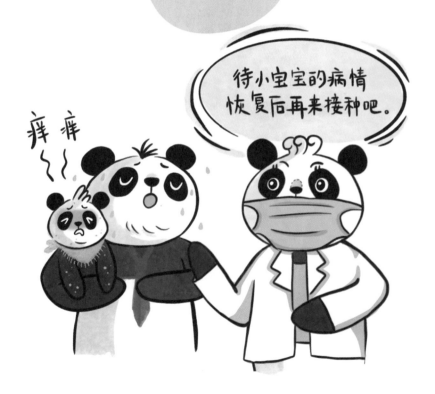

三是人类免疫缺陷病毒（HIV）感染母亲所生儿童。

HIV感染母亲所生儿童HIV感染状况分3种：①HIV感染儿童；
②HIV感染状况不详儿童；③HIV未感染儿童。
HIV感染母亲所生儿童接种国家免疫规划疫苗的建议如下。

疫苗种类	HIV感染儿童		HIV感染状况不详儿童		HIV未感染儿童
	有症状或有免疫抑制	无症状和无免疫抑制	有症状或有免疫抑制	无症状	
乙肝疫苗	✓	✓	✓	✓	✓
卡介苗	✗	✗	暂缓接种	暂缓接种	✓
脊灰灭活疫苗	✓	✓	✓	✓	✓
脊灰减毒活疫苗	✗	✗	✗	✗	✓
百白破疫苗	✓	✓	✓	✓	✓
白破疫苗	✓	✓	✓	✓	✓
麻腮风疫苗	✗	✓	✗	✓	✓
乙脑灭活疫苗	✓	✓	✓	✓	✓
乙脑减毒活疫苗	✗	✗	✗	✗	✓
A群流脑多糖疫苗	✓	✓	✓	✓	✓
A群C群流脑多糖疫苗	✓	✓	✓	✓	✓
甲肝减毒活疫苗	✗	✗	✗	✗	✓
甲肝灭活疫苗	✓	✓	✓	✓	✓

注：暂缓接种，当确认儿童HIV抗体阴性后再补种，确认HIV抗体阳性儿童不予接种；"√"表示
"无特殊禁忌"，"×"表示"禁止接种"。

四是除HIV感染者外的**其他免疫缺陷**

或正在接受全身免疫抑制治疗者，

可以接种灭活疫苗，原则上不予接种减毒活疫苗

（补体缺陷患者除外）。

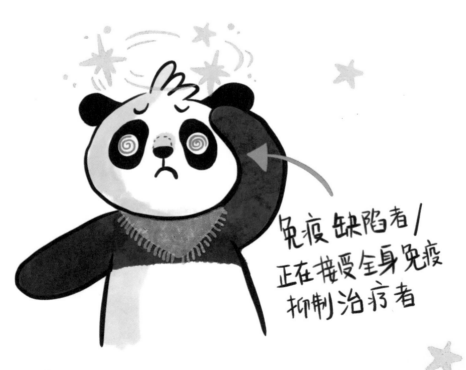

免疫缺陷者/
正在接受全身免疫
抑制治疗者

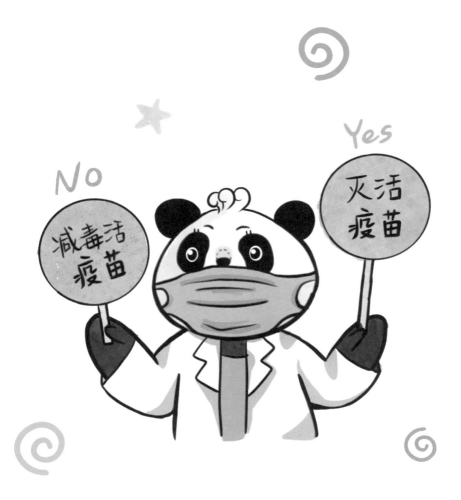

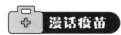
五是其他特殊健康状态者。

生理性和母乳性黄疸，单纯性热性惊厥史，

癫痫控制处于稳定期，病情稳定的脑疾病、肝脏疾病、

常见先天性疾病（先天性甲状腺功能减低、苯丙酮尿症、

唐氏综合征、先天性心脏病）和先天性感染

（梅毒、巨细胞病毒感染和风疹）均不作为疫苗接种禁忌。

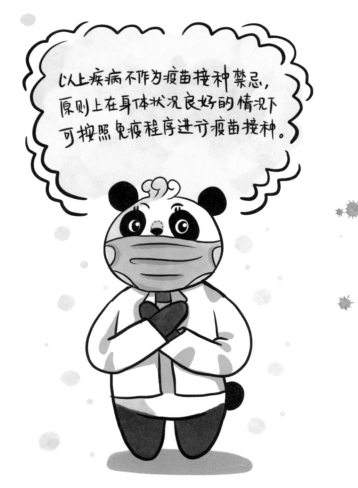

以上疾病不作为疫苗接种禁忌，原则上在身体状况良好的情况下可按照免疫程序进行疫苗接种。

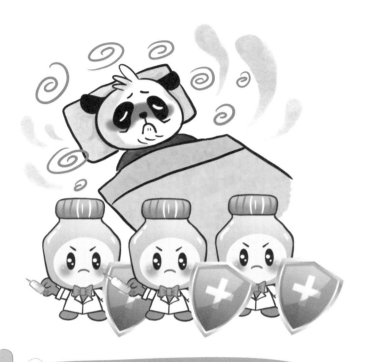

特殊健康状态儿童因为

存在各种基础疾病，

比正常健康儿童更易患各类传染病，

且一旦感染，往往病情更严重、

疾病的恢复时间也更长，

所以**特殊健康状态**

儿童更需要疫苗的保护。

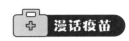
如今，全国很多地方都开设了
"特殊健康状态儿童预防接种评估门诊"，
有需要的家长可以在接种前请医生
为宝宝进行专业的评估，
帮助宝宝科学、安全地完成疫苗接种。

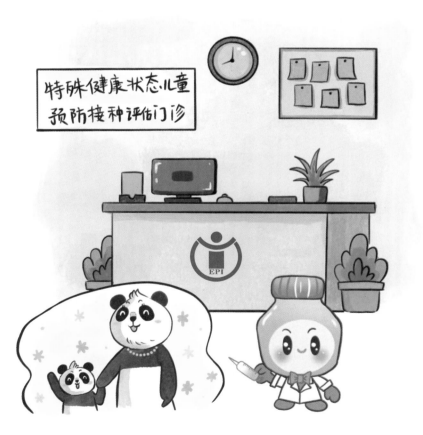

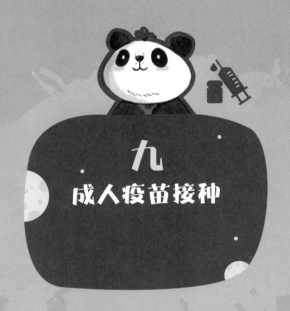

九

成人疫苗接种

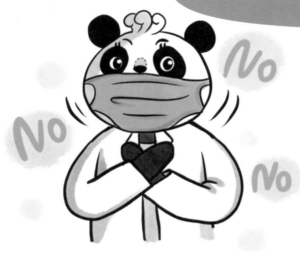

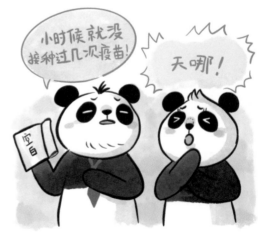

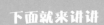

下面就来讲讲

成人需要接种疫苗的几类情况。

第一，随着我国免疫规划疫苗种类的不断增加，

成人在小时候可能**漏接种过一些疫苗**。

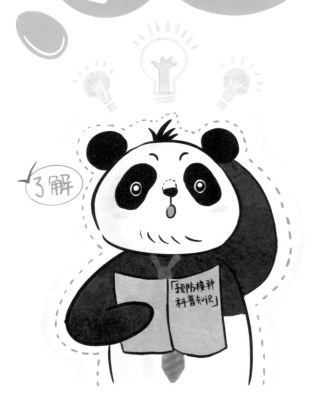

1978年，我国首次确定普遍实行计划免疫策略，

最初为"4苗防6病"，随着国家免疫规划疫苗种类的逐步增加，

现已发展为"14苗防15病"。

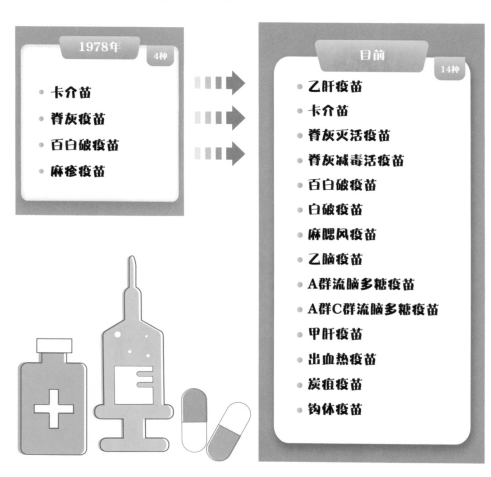

1978年 4种

- 卡介苗
- 脊灰疫苗
- 百白破疫苗
- 麻疹疫苗

目前 14种

- 乙肝疫苗
- 卡介苗
- 脊灰灭活疫苗
- 脊灰减毒活疫苗
- 百白破疫苗
- 白破疫苗
- 麻腮风疫苗
- 乙脑疫苗
- A群流脑多糖疫苗
- A群C群流脑多糖疫苗
- 甲肝疫苗
- 出血热疫苗
- 炭疽疫苗
- 钩体疫苗

因此，按照现在的免疫规划策略，部分成人存在漏种某些疫苗的可能，比如乙肝疫苗、甲肝疫苗、麻腮风疫苗、乙脑疫苗等。

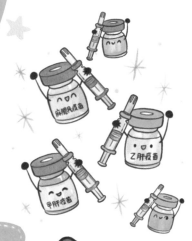

建议所有未接种或者未全程接种这些疫苗的人群，尤其是高风险的人群，按照疫苗说明书积极接种。

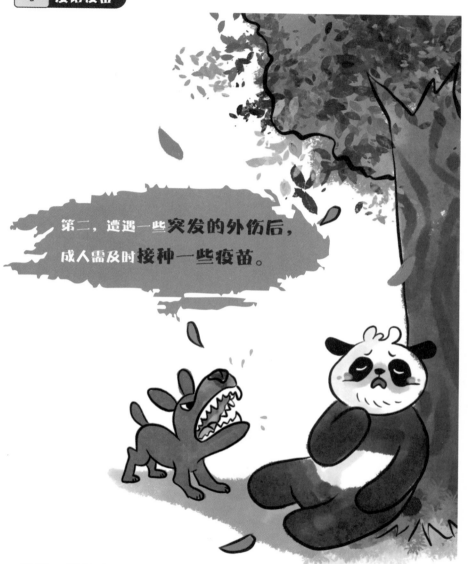

第二，遭遇一些突发的外伤后，成人需及时接种一些疫苗。

比如，当被带有狂犬病毒的动物抓伤、咬伤或者舔舐到破损皮肤等时，需立即接种**人用狂犬病疫苗**等。

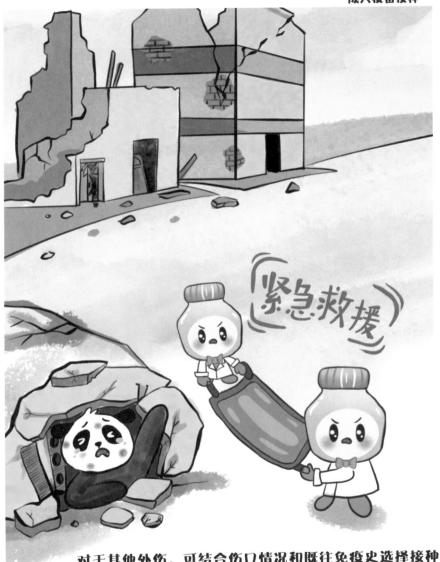

对于其他外伤，可结合伤口情况和既往免疫史选择接种破伤风疫苗等。

建议存在暴露风险的高危人群适时进行暴露前疫苗接种。

第三，某些病毒非常容易变异。

比如，每年流行的流感病毒毒株可能与往年不同，由此导致疫苗组份也会随之进行调整，因此，

建议6月龄及以上人群每年都接种流感疫苗。

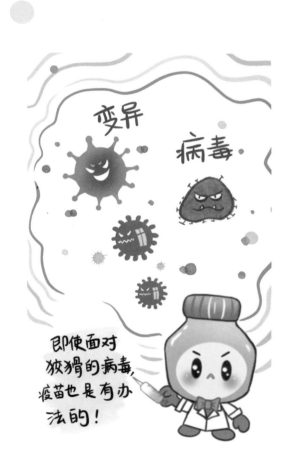

第四，随着国内外疫苗研发技术的不断发展、疫苗品种的不断增加，越来越多的疫苗陆续上市。

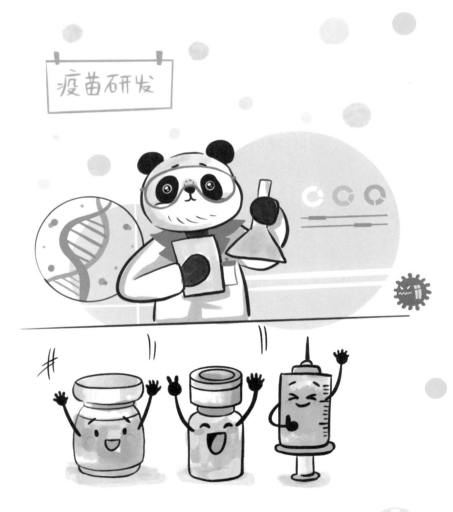

比如：水痘疫苗、
ACYW135群脑膜炎球菌多糖疫苗、
23价肺炎球菌多糖疫苗、
人乳头瘤病毒疫苗、戊肝疫苗、
带状疱疹疫苗等。

成人可根据**自身健康情况**
适时选择接种各种疫苗。

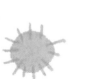

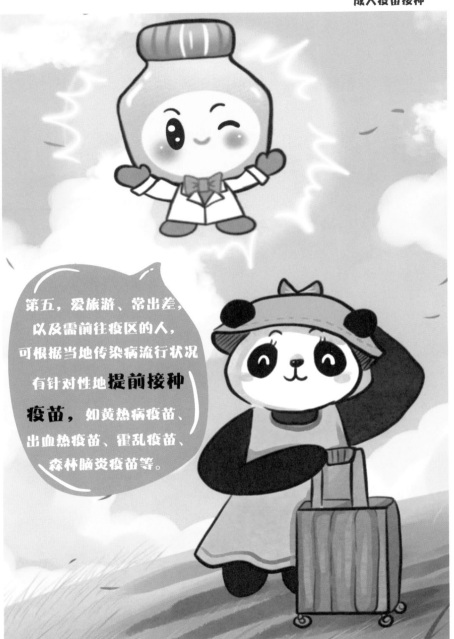

第五，爱旅游、常出差，以及需前往疫区的人，可根据当地传染病流行状况有针对性地**提前接种疫苗**，如黄热病疫苗、出血热疫苗、霍乱疫苗、森林脑炎疫苗等。

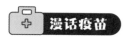
上述几种情况所提及的疫苗，

可在接种单位或国际旅行卫生保健中心

进行咨询、接种。

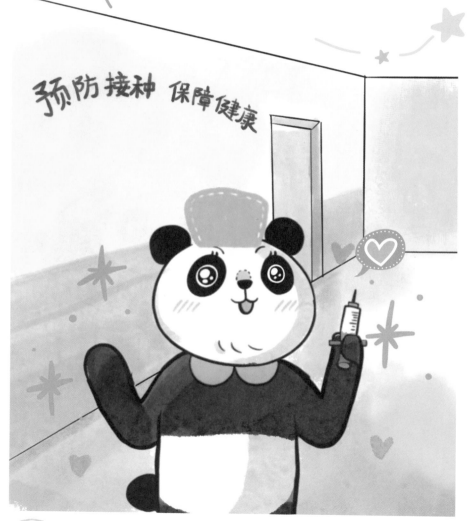

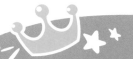

疫苗的保护是贯穿我们一生的。
成人接种疫苗，不仅是保护自己，
同时也是间接地保护家人。
**因此，我们要积极接种疫苗，
守护家庭健康！**

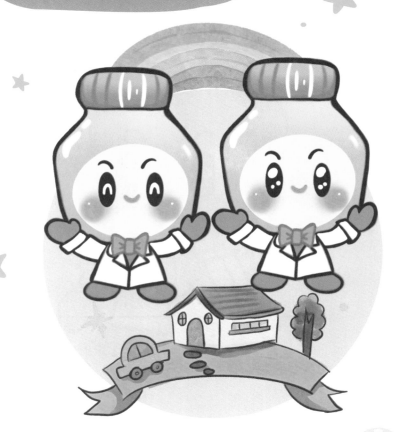

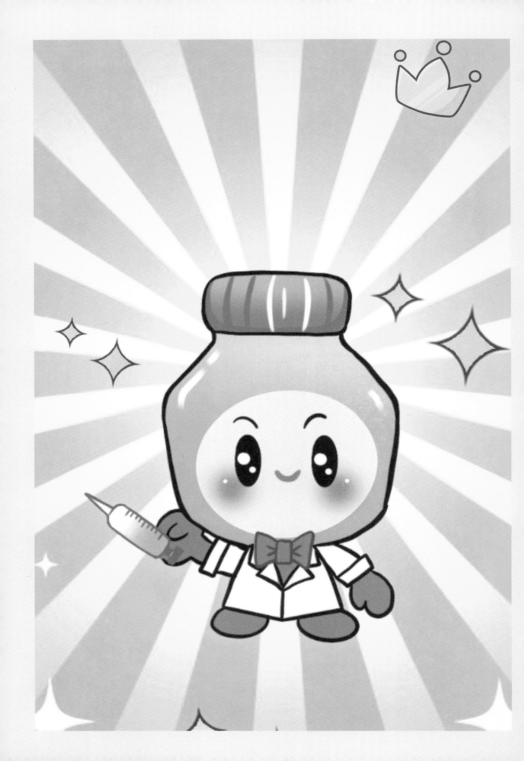